QUELQUES CONSIDÉRATIONS

SUR

LA MORT APPARENTE

ET SUR

LES DEVOIRS FUNÈBRES PRÉCIPITÉS.

Le culte voué aux morts est un sentiment inné dans le cœur de l'homme. Il est tellement naturel que, à fort peu d'exceptions près, les peuples les plus sauvages se sont de tout temps fait un devoir de rendre aux restes de ceux qui ne sont plus les honneurs funèbres d'après un rite en rapport avec leurs mœurs, leurs croyances, et de les soustraire aux outrages des animaux carnassiers.

S'il faut en croire La Loubère (*Description du royaume de Siam*), les Siamois font tristement exception à ce pieux respect pour la dépouille mortelle de leurs semblables, lors, du moins, que la fortune leur a été peu prodigue de ses dons pendant leur vie. Aux riches les splendides funérailles, les honneurs de l'incinération et les somptueux mausolées. Pour les malheureux, on se contente de les déposer après leur mort sur des lieux élevés, où ils sont livrés en pâture aux oiseaux de proie; mais, je le répète, ces coutumes impies sont tout exceptionnelles, et l'on voit, au contraire, les peuplades les plus sauvages, même à l'état nomade et en dehors de toute considération hygiénique, considérer comme un devoir sacré d'assurer à leurs morts un dernier asile qui puisse sûrement protéger leur dépouille contre toute profanation.

Il n'est qu'un petit nombre de modes de sépulture. L'inhumation est le plus naturel, comme le plus ancien et le plus général chez tous les peuples. C'est pourtant, entre tous, celui qui impressionne le plus sinistrement l'esprit, surtout chez le vulgaire, qui ne conçoit point la décomposition de notre éphémère organisme sans l'œuvre pleine de dégoût et d'horreur d'une myriade de vers rongeurs!

Un mode de sépulture plus auguste assurément et entourant les horreurs même du trépas d'un véritable parfum de poésie, c'est l'incinération. Aussi fut-il adopté par plusieurs des peuples civilisés de l'antiquité. Pour recueillir plus religieusement la totalité des restes précieux des personnages d'un rang élevé, les anciens déposaient le cadavre sur un tissu d'amiante. Le plus ordinairement toutefois ils se bornaient à marquer soigneusement la place occupée par lui.

Aucun peuple certes n'a eu un culte plus profond pour les morts que les Égyptiens. On sait à quel point était poussé chez eux l'art de la momification. C'est ce même sentiment pieux qui a présidé à l'érection de ces majestueux monuments, dernière demeure de leurs rois, qui frappent l'esprit d'admiration et semblent de nature à mépriser les outrages des éléments et des siècles.

Certaines tribus semblent avoir eu pour coutume de confier la dépouille des morts au liquide élément. Par nécessité, comme aussi par une aspiration qui lui est chère, l'onde amère est la tombe naturelle du marin. Tel homme de mer, qui considérerait comme horrible l'idée d'être donné, après sa mort, en pâture aux animaux carnassiers ou aux oiseaux de proie, envisage sans aucune appréhension le destin pourtant si analogue réservé au fond des eaux à sa froide dépouille !

La crainte de la mort est un autre sentiment non moins inné dans le cœur de l'homme. Le trépas pourtant est une suite si nécessaire, la terminaison si fatale de la vie, que tout mortel devrait, de longue date, se faire à ce destin plus ou moins prématuré. Or, combien peu contemplent d'un air impassible l'impitoyable faux de la mort ! il est cependant une classe de la société où de telles appréhensions sembleraient véritablement constituer l'exception. Combien de fois n'ai-je pas vu l'homme des champs attendre sans le moindre souci le coup fatal? Journellement il m'arrive de rencontrer des cultivateurs possédant tous les éléments possibles de bonheur et qui disent adieu à l'existence sans jeter derrière eux l'ombre d'un regret. Dans les premières années de ma carrière, un tel stoïcisme me frappait d'une profonde surprise. Depuis des années j'ai tant vu de ces sujets détachés des choses de ce monde, que j'ai fini par comprendre que ces idées philosophiques puissent naturellement germer dans l'esprit de bien des hommes, quand surtout ils appartiennent à une classe aussi peu richement douée au point de vue de la sensibilité tant morale que physique. Chez les fatalistes sectateurs de Mahomet, on sait à quel point est poussé le mépris de la mort. J'ai donc rencontré bon nombre de ces individus envisageant de sang-froid l'idée du terme fatal. Mais je n'en ai jamais vu qui aient songé, sans être glacés d'épouvante, qu'ils pourraient être condamnés à être cloués vivants entre les planches d'un cercueil. Cette horrible idée s'est même si profondément insinuée dans l'esprit de plusieurs de mes clients, qu'ils ont exigé de moi par les serments les plus solennels, que je ne laisserai point descendre leurs restes dans les entrailles de la terre sans m'être assuré au préalable, par tous les moyens que la science enseigne, que le principe animateur a bien réellement abandonné leur enveloppe mortelle.

Ces terreurs insensées puisent leur source dans le récit ou la lecture d'un tas d'histoires plus ou moins apocryphes, d'individus enterrés vivants et retirés du tombeau, où ils se sont à moitié rongé les membres pour assouvir une faim dévorante.

Qu'une créature humaine puisse être descendue au fond de la tombe sans que le flambeau de la vie ait jeté chez elle sa dernière lueur, le fait est incontestable et incontesté. Deux faits analogues se sont passés presque à ma connaissance. L'un d'eux m'a été raconté bien des fois par ma bonne grand'mère, qui en a été témoin oculaire.

En Bretagne, les morts appartenant à la classe nécessiteuse sont inhumés sans cercueil, simplement enveloppés, pour ne pas dire *emballés*, dans le lambeau de toile grossière dite *serpillière*. Le soi-disant mort en question avait été ainsi déposé au fond de la fosse. Le choc des premières pelletées de terre le fit sortir à temps de sa léthargie. Il dut en conséquence la vie à son indigence même.

Le second fait s'est passé en cette ville même, et est parfaitement connu de tous ses habitants. Il s'agit d'une jeune fille de vingt ans qui a été retirée du cercueil par l'avidité du fossoyeur. Elle s'est mariée depuis et a atteint une vieillesse avancee. Elle a conservé toute sa vie le surnom de *La Mort*.

Si l'on voulait enregistrer tous les faits bien authentiques de personnes ainsi soustraites à cet horrible destin, il serait aisé d'écrire des volumes.

Julia de Fontenelle, dans son livre si connu sur l'incertitude des signes de la mort, a recueilli plus de deux cents faits relatifs à la mort apparente. Bruhier en a réuni plus de 180, ainsi catégorisés : 52, personnes enterrées vivantes; 4, autopsiées de leur vivant; 53, revenues à la vie spontanément, après avoir été clouées dans le cercueil; 72, réputées mortes sans l'être.

Bon nombre de ces faits assurément sont bien loin de présenter toute l'authenticité désirable ; mais beaucoup d'entre eux n'ont dû avoir qu'une trop funeste réalité.

Un exemple fameux de ces déplorables méprises est celui de Winslow. L'illustre anatomiste fut deux fois condamné par la Faculté aux honneurs funèbres. Ce fut sans doute la cruelle alternative de subir un jour cet horible destin qui l'engagea à entreprendre deux dissertations sur l'incertitude des signes de la mort (Paris, 1740; *id.*, 1742). Cette fatale méprise eût tranché prématurément bien des jours précieux à la science. Winslow, en effet, ne mourut qu'en 1760, à l'âge de 91 ans

Pour ce qui est des individus autopsiés vivants, le corps médical a conservé le souvenir d'un fait devenu tristement célèbre. André Vésale faisait, devant une nombreuse assistance, l'autopsie d'un gentilhomme espagnol qui avait succombé à une obscure maladie. Les assistants crurent s'apercevoir que le cœur palpitait encore. L'inquisition et l'inquisiteur se mirent bientôt de la partie, et le célèbre anatomiste, accusé d'impiété et d'homicide, fut condamné à la peine capitale. Ce ne fut que par les sollicitations de la cour entière et que grâce à l'intervention toute puissante de Philippe II que ce grand homme put obtenir une commutation de peine. Il fut condamné à faire un voyage expiatoire en Palestine. Ce fut à son retour que son vaisseau fut assailli par une tempête. Vésale fut jeté sur les côtes de l'île de Zante, où il périt, les uns disent de faim, les autres de maladie.

Un autre exemple, devenu non moins tristement célèbre, d'autopsie prématurée, est celui de l'abbé Prévost, le tendre auteur de Manon Lescaut et de Cleveland, qui fut autopsié de son vivant, et qui ne revint à la vie que pour la perdre bientôt après ce nouveau genre de supplice.

Voilà donc un fait notoire : une créature humaine peut descendre, encore animée de l'esprit vital, dans le noir séjour de la mort ; mais est-il vrai de dire que cette faible lueur puisse retrouver son éclat dans ces sombres demeures? Ce serait assurément dans cet abominable réveil que serait toute l'horreur du plus affreux de tous les destins !

Des faits authentiques prouvent que ce supplice infernal, et qu'on s'étonne justement de ne pas voir figurer dans l'Enfer du Dante, qui ne pouvait rien imaginer de plus atroce pour ses damnés, prouvent, dis-je, que ce supplice a été celui de plus d'un infortuné ! Mais il est aussi hors de doute que la peur, qui grossit tous les objets, a notablement exagéré le nombre des victimes de la négligence et de l'impéritie humaine.

Pour que le retour à la vie soit possible, il faut que le lieu de la sépulture réalise des conditions indispensables au rétablissement des fonctions cardiales. Or, c'est précisément ce que ne présente point le mode d'inhumation généralement en usage de nos jours. Sans respiration, point de vie possible. Or, pour que cette fonction s'accomplisse, il faut une suffisante quantité d'air ; il faut de plus que cet air soit respirable. Saurait-on trouver, dans un étroit cercueil, enseveli à cinq pieds sous terre, les éléments de combustion indispensables pour la conservation de la vie? Qu'un être organisé placé dans cet étroit espace en état de léthargie, c'est-à-dire alors que les fonctions vitales sont descendues à leur *minimum*, que la respiration, insensible au dehors, ne s'effectue plus qu'au moyen de quelques faibles mouvements du diaphragme, cela se conçoit encore : et la preuve que la chose est possible, c'est que quelques individus, arrachés aux entrailles de la terre dans un état de mort apparente, sont revenus à la vie. Mais ce que je nie jusqu'à preuve évidente du contraire, c'est que ces individus eussent pu, dans ce milieu si peu vital, revenir spontanément à la vie, et recouvrer assez sainement leur esprit pour sentir toutes les angoisses de la plus affreuse des situations. Du moment que, par suite des efforts de la nature, les fonctions de la respiration commenceraient à se rétablir, l'asphyxie ne tarderait pas à se produire, et par défaut d'air, et par défaut d'air respirable.

Il serait à désirer que l'on se pénétrât bien de ces faits, qui tombent sous le gros bon sens, et l'on aurait moins d'appréhension d'un genre de mort dont la seule pensée est bien faite assurément pour faire dresser les cheveux sur la tête.

Mais, dira-t-on, des faits bien connus attestent assez la légitimité de ces craintes. Des créatures humaines pleines de vie ont été descendues dans le tombeau ; elles s'y sont dévorées elles-mêmes de désespoir et de faim. Le fait, je l'ai dit, est malheureuse-

ment possible, mais dans certains modes seulement de sépulture.
C'est dans ceux qui laissent aux tristes objets de ces déplorables
méprises une suffisante quantité d'air respirable et un certain espace.

Tel fut, par exemple, le fait si fameux de l'empereur Zénon, cité
par tous les auteurs. Si cet odieux tyran avait été cloué dans une
étroite bierre et recouverte de cinq pieds de terre, il est douteux
qu'il eût jamais été à même de manger ses mains et ses *pantouffles*.
Mais consultez le grand dictionnaire historique de Morery et vous
verrez que le lieu qui servait de sépulture à ce misérable ne l'isolait
pas absolument de l'atmosphère, puisqu'il pouvait adresser ses sup-
plications aux soldats commis par sa femme Ariadne à la garde de
son tombeau. Pour qu'il lui ait aussi été possible de manger ses pantouffles, il fallait nécessairement qu'il pût exécuter des mouvements
assez étendus pour les saisir à ses pieds, ce qui, dans nos bierres
ordinaires, serait manifestement impossible.

J'ai lu quelque part une histoire lugubre dont la réalité ne semble
non plus aucunement suspecte.

Une jeune fille d'un rang élevé, estimée privée de vie, avait été
déposée dans le caveau funéraire de ses pères. Au bout d'un certain
nombre d'années, on y descendait à son tour un des membres de
sa famille. La porte faisant résistance, on dut déployer une certaine
force pour la faire céder. Ce ne fut pas sans une profonde horreur
que l'on reconnut bientôt la nature de l'obstacle vaincu. On trouva,
derrière la porte, les restes de la malheureuse jeune fille qui, reve-
nue à la vie, dans cet horrible séjour de la mort, avait trouvé,
dans un suprême accès de terreur, la force de sortir de son cercueil. Une simple porte la séparait encore de la vie. Faute de pou-
voir ouvrir cette dernière barrière, la pauvre enfant était morte auprès d'elle, consumée par le désespoir et la faim.

Le retour à la vie, dans de telles conditions sépulturales, est facile à comprendre; mais, on le voit, il y a loin de ces dernières à
celles qui sont aujourd'hui le plus ordinairement en usage, et qui,
ainsi que je l'ai établi plus haut, ne réalisent pas les éléments indispensables à la vie.

Les autres modes funéraires ont dû incontestablement trancher prématurément bien des destinées, mais toutefois sans vouer les mal-
heureuses victimes au plus abominable des réveils.

Parmi les anciens, les uns avaient pour usage de brûler tous les
morts; il y avait chez ces peuples des bûchers communs. D'autres
réservaient cet honneur aux riches et aux personnages puissants;
l'inhumation était le mode de sépulture vulgaire. Or, il est incontestable que bon nombre d'individus portés sur le bûcher animés encore d'un reste de vie, ont dû y trouver la mort par asphyxie; car
il est manifeste que, dans ces conditions, les êtres vivants devien-
nent victimes des effets de la combustion plutôt que celle du terri-
ble élément lui-même.

Plus d'un individu, d'un autre côté, a dû au bûcher un retour à
la vie. C'est ce qui a inspiré à Manilius le vers suivant :

Ex ipsis quidam elati rediere sepulchris.

D'autres moins heureux n'y retrouvèrent l'esprit que pour succomber bientôt à de cruelles souffrances. Tel fut notamment le cruel destin de Lucius Lamia et d'Aviola, dont Pline nous a laissé la triste histoire.

Plusieurs peuples ont été dans l'usage de déposer les morts dans des excavations souterraines. Chacun sait que les catacombes ont été, en partie, consacrées à cette destination. Leur grande étendue toutefois, leur configuration, le nombre relativement un peu restreint des cadavres qui y étaient déposés, rendaient sans doute moins funestes les effets de la putréfaction que dans les temples et les caveaux communs longtemps consacrés à la sépulture, et qui portèrent souvent de si funestes fruits.

Cet usage de déposer les morts dans des fosses communes n'est pas très ancien. Voici, en effet, ce qu'on lit dans le précieux essai sur les maladies des artisans de Ramazzini : « Dans les villes et dans les bourgs d'Italie, chaque famille distinguée a son tombeau particulier dans les temples ; et les gens du peuple sont enterrés *dans des fosses amples et communes à toute une paroisse. Les fossoyeurs, en descendant des ces lieux infects, pleins de cadavres à moitié pourris, et en y apportant de nouveaux, sont sujets à des maladies dangereuses, aux morts subites*, aux fièvres malignes, etc., etc. »

Or, Ramazzini fait publier son livre pour la première fois à Modène, en 1701. J'avais donc raison de dire qu'il n'y a pas fort longtemps que subsistait encore, chez un peuple éclairé, un usage si contraire aux règles les plus élémentaires de l hygiène.

La citation qui précède a aussi été choisie à dessein pour prouver combien le retour à la vie de toute créature humaine plongée encore vivante dans cet affreux séjour, était devenu matériellement impossible en raison des exhalaisons méphitiques et du défaut absolu d'air respirable.

Je me résume par ces mots : la mort apparente a été signalée dans tous les temps, chez tous les peuples. Trop d'existences ont été prématurément tranchées par la plus cruelle des méprises. Mais aussi, bon nombre de faits qui y sont relatifs sont apocryphes. Je crois, pour mon compte, que le retour à la vie ne saurait avoir lieu dans les conditions sépulturales aujourd'hui en usage. C'est ce qu'il serait nécessaire de faire bien comprendre à tous, surtout aux gens du monde, toujours trop portés à ajouter une foi profonde en un tas de contes bleus, bons surtout à défrayer la quatrième page des journaux.

Que cette idée, que le retour à la vie est matériellement impossible au fond d'un étroit cercueil, et au sein des entrailles de la terre, que cette idée, dis-je, se grave bien dans l'imagination, et plus d'un esprit fort, à part cette terreur si légitime, se verra débarrassé du plus épouvantable de tous les cauchemars. Mais pourtant il est cruel de penser que l'on puisse descendre encore vivant dans le noir séjour des morts sans même y être condamné au plus cruel réveil. N'est-il donc aucun moyen de parer à d'aussi affreuses méprises, qui, à n'en pas douter, se commettent encore trop souvent en plein dix-neuvième siècle?

La faute en est manifestement à la législation qui régit bien des peuples, et à elle seule ; car la science, avec son lumineux flambeau, permet aujourd'hui assurément d'éviter des méprises aussi funestes.

Que les Hottentots transportent leurs morts au bout de six heures dans leur dernière demeure, que les rabbins superstitieux aient longtemps, par une interprétation forcée du Talmud, contraint leurs coréligionnaires à ne point laisser passer la nuit dans leurs habitations à leurs parents décédés, l'état de barbarie des uns, le fanatisme aveugle des autres donnent une raison suffisante d'une précipitation qui a dû trop souvent porter les plus funestes fruits. Mais comment se fait-il que dans notre siècle de lumières et dans notre vieille Europe on trouve encore dans certains pays des usages aussi peu en harmonie avec son antique civilisation ? En Espagne et en Portugal, en effet, pour peu que l'on s'éveille un peu trop tard, on met les gens en bierre sans autre forme de procès. Or, si l'on considère que, dans ces deux Etats, dont la population est à peu près moitié moins considérable que celle de la France, il s'éteint une existence par seconde, il est facile de comprendre combien l'affreux sépulcre a dû dévorer d'existences !

Après ces deux Etats, d'une civilisation arriérée, c'est la France qui montre le plus de hâte à se débarrasser de ceux qui ne sont plus. Dans les cas ordinaires, au bout de vingt-quatre heures les morts sont déposés dans leur suprême asile. Il faut de grandes formalités en dehors de circonstances exceptionnelles pour obtenir un délai de douze ou vingt heures. Ajoutons que le zèle des parents, en général, n'a pas besoin d'être stimulé par celui des représentants de la loi pour veiller à l'accomplissement de ce prudent précepte de l'hygiène, Combien de fois en dehors de tout cas comportant réellement une prompte inhumation, n'ai-je pas vu des parents solliciter de moi un certificat de complaisance tendant à obtenir l'application du rigoureux précepte du Talmud des Israélites? Faut-il d'ailleurs s'en étonner à une époque où tous les sentiments généreux sont étouffés par le seul amour du *moi*? Aussi quelques pelletées de terre suffisent pour nous séparer à tout jamais de tous ceux auxquels nous pûmes nous croire les plus chers !

Les Grecs et les Romains vouaient à la mort un culte beaucoup plus respectueux que nous. Chez les premiers, les honneurs funèbres ne s'y rendaient que de trois à six jours après le décès. Chez les seconds, les morts étaient conservés sept jours entiers. Est-ce à dire qu'un aussi long délai, dans les conditions actuelles de la science, soit encore nécessaire pour éviter le plus grand des malheurs? Non. assurément, dans les circonstances les plus ordinaires. Dans d'autres, au contraire, il vaudra toujours mieux pécher par excès de prudence que par excès de précipitation. Exemples, au milieu de tant d'autres, ceux du malheureux Vésale et de l'infortuné abbé Prévôt.

Parmi les cas connus où la mort apparente s'est prolongée le plus longtemps, je rappellerai les suivants :

Une jeune fille de Ferrare, dont parle Amatus Lusitanus, conservée sur son lit de mort par la tendresse maternelle, ne revint à la vie qu'au bout de 31 jours.

Cullen a conservé l'histoire d'une femme hystérique qui resta six jours dans un état de mort apparente.

Suivant Licetus, une religieuse de Brescia demeura dix jours entiers plongée dans un état léthargique.

François de Céville, blessé devant le siége de Rouen par Charles IX, fut huit jours avant de revenir à la vie.

En dehors de ces faits extraordinaires, je rappellerai que l'on peut conserver fort longtemps l'espoir de rappeler les asphyxiés à la vie.

Péchlin rapporte l'histoire d'un Suédois qui resta *seize heures* plongé, à une grande profondeur, dans de l'eau glacée, et qui, par des soins prolongés et bien entendus, n'en revint pas moins à la vie.

Anne Green, pendue à Oxford en 1750, puis mise dans un cercueil, fut resuscitée par les soins de Patey, Willis, Bathust et Clark.

Des faits de cette nature doivent toujours être présents à l'esprit, car on n'est que trop porté à abandonner à leur sort les malheureux asphyxiés si les premières tentatives pour les rappeler à la vie demeurent sans succès.

De toute antiquité on s'est préoccupé des moyens propres à constater la réalité de la mort. Jusqu'à ces derniers temps, on est resté convaincu qu'il ne restait qu'un seul signe indubitable de la cessation de la vie : la décomposition cadavérique : c'est même cette croyance qui a donné lieu à l'institution des maisons mortuaires allemandes. Les épreuves chirurgicales elles-mêmes, en effet, considérées par Winslow comme les plus propres à prouver la réalité de la mort, se sont encore assez souvent trouvées en défaut. Ne sait-on pas, par exemple, que les paralytiques et surtout les épileptiques demeurent complétement insensibles à la plus douloureuse des épreuves : l'action du feu? Ne sait-on pas également que plus d'un asphyxié, soumis vainement à ces mêmes épreuves chirurgicales, n'en sont pas moins revenus spontanément à la vie après trois quatre et même six jours de mort apparente? Ce n'est donc pas de ce côté qu'il faut chercher les moyens de constater sûrement la mort. Une seule épreuve de ce genre semble de nature à donner des résultats exacts : c'est la stimulation galvanique. Lorsqu'elle ne donne lieu à aucune contraction musculaire, on peut être certain que la mort n'est que trop réelle.

Mais il est un moyen non moins certain, bien que beaucoup plus simple, de déceler la mort. Il suffit pour cela de constater la cessation absolue, définitive des battements du cœur, cet *ultimum moriens*. La circulation décidément suspendue, plus de vie. Mais le sens de l'ouïe peut encore tromper dans certains cas où les bruits du cœur sont devenus complétement imperceptibles à l'oreille. C'est dans le but de constater l'immobilité parfaite de l'organe central de la circulation que Joubert avait conseillé de le mettre à nu par une incision. C'est dans la même vue, mais avec beaucoup moins de péril, que M. Plouviez a indiqué récemment un moyen aussi simple que certain de s'assurer si le cœur palpite encore. Il consiste à enfoncer, au travers des parois de la poitrine, dans l'épaisseur du cœur, une aiguille à acupuncture qui traduit ses mouvements jusqu'à la dernière contraction fibrillaire.

On conçoit combien est précieux un tel mode d'exploration qui démontre, on peut le dire, mathématiquement la persistance ou la cessation définitive de la vie. L'auscultation, sur laquelle on pourrait *à priori* faire tant de fonds est un signe infidèle. On n'a pas oublié les faits de mort apparente signalés par MM. Depaul, Brachet, Girbal, Bonnet, Maisonneuve, Tournié, et dans lesquels pourtant l'exploration stéthoscopique n'avait fourni que des signes négatifs.

D'un autre côté, les expériences faites par M. Plouviez sur les animaux ont démontré que les oscillations de l'aiguille traduisaient encore les mouvements du cœur devenus assez faibles pour n'être point perçus par l'oreille. Dans ces conditions, il a encore pu ramener ces animaux à la vie. Quand il les a abandonnés à eux-mêmes, l'aiguille, dans cet état de mort apparente, a encore continué à osciller de 10 à 28 minutes, époque à laquelle tout indice de vitalité finissait par faire complétement défaut.

Au premier abord on pourrait craindre les dangers d'une telle épreuve sur un sujet chez lequel l'esprit vital n'a point encore disparu sans retour. Les expériences de M. Plouviez démontrent encore l'inanité d'une telle crainte. Ce distingué confrère a répété cette expérience jusqu'à quatre fois par jour pendant huit jours, *in anima vili*, il est vrai, mais la santé des animaux soumis à cette épreuve n'en a paru aucunement influencée. On pourrait d'ailleurs, je crois, avec moins de danger encore, explorer la respiration devenue *extra* insensible, à l'aide de l'aiguille enfoncée au travers du diaphragme, et qui en traduirait aisément les moindres contractions.

Or, les expériences de M. Plouviez datent déjà de 1847. Personne cependant que je sache n'a tenté d'en faire, dans l'espèce, une application pourtant si précieuse. C'est encore là une de ces bizarreries trop fréquentes de l'esprit humain, qui regarde trop souvent d'un œil plein d'indifférence les découvertes les plus fécondes en applications utiles!

Du moment que j'ai eu pris connaissance des expériences de M. Plouviez, j'en ai tellement apprécié la haute portée que je me suis empressé de munir ma trousse de poche d'une aiguille à acupuncture, afin d'utiliser à la première occasion ce précieux mode d'exploration de l'organe central de la circulation. Je n'ai été qu'un seule fois à même d'en faire usage; voici dans quelles circonstances.

Le 13 du mois dernier, un homme de cinquante-cinq ans, atteint vraisemblablement d'une affection cardiaque, d'après les particularités que j'ai pu recueillir concernant ses antécédents, était arrivé au sommet d'une petite côte, portant dans chaque main un seau rempli de cidre. Soudain, on le vit s'arrêter, puis tomber la face contre terre. Il était mort.

J'arrivai bientôt auprès de lui, et dès le premier abord, je le jugeai privé de vie. Je m'empressai de le faire transporter dans un lieu convenable, afin de lui faire donner les soins nécessaires, en cas qu'il en fût temps encore. Mais tout ceci demanda encore un certain temps, de sorte que lorsque je fus enfin à même de procéder à un examen sérieux de ce malheureux, il s'était bien écou-

lé une demi-heure environ à partir du moment où il était tombé si-
déré sur la voie publique.

J'explorai de nouveau le pouls , puis le cœur, avec la plus grande
attention. Les résultats de cet examen furent absolument négatifs. Je
restai donc parfaitement convaincu que la mort n'était que trop réelle.

Pour l'acquit de ma conscience, je ne voulus pourtant pas m'éloi-
gner du cadavre sans tenter sur lui une dernière épreuve. Je m'ar-
mai en conséquence de mon aiguille à acupuncture, et je l'implantai
dans le cœur. Or, aussitôt, à mon extrême surprise, l'aiguille com-
mença à osciller de la façon la plus sensible, phénomène que je fis
aussi constater par les assistants, qui se trouvaient en assez grand
nombre.

Un prêtre, fort heureusement, avait été appelé en même temps
que moi. Sur mon assurance formelle que la vie ne s'était pas encore complétement éteinte chez ce malheureux, il s'empressa de lui
administrer les derniers sacrements. Ce fut tout le bénéfice qu'il put
retirer d'un mode d'exploration dont ce seul fait témoigne suffisam-
ment de la haute valeur.

Cette épreuve, je l'ai dit, n'avait eu lieu qu'une demi-heure après
le moment de la mort apparente. Ce fait prouve donc, une fois de
plus, que les autres modes d'exploration mis en usage pour constater le décès sont infidèles, et qu'il convient d'autant moins de s'en
tenir à des signes démontrés insuffisants, que l'on peut encore, dans
certains cas, conserver l'espoir de rappeler à la vie des sujets dont
la mort n'est qu'apparente.

Que celui dont il vient d'être question, par exemple, eût été aussi
bien frappé d'apoplexie, quelle qu'en fût d'ailleurs la cause, qui sait
si des soins bien entendus n'eussent pas pu ranimer une existence
presque éteinte et fatalement condamnée, à ne s'en tenir qu'au té-
moignage de signes extérieurs si éminemment trompeurs?

Religieusement parlant, la découverte de M. Plouviez a donc eu,
dans l'espèce, une utilité dont les personnes pieuses seules sont à
même de saisir toute la portée. Au point de vue scientifique, ce fait
n'est pas moins intéressant à plus d'un titre.

Il n'entre pas dans mes vues d'insister davantage sur cet objet.
Je dirai seulement, pour en finir avec lui, que le cas que je viens
de rapporter montre à un tel point l'importance du fait signalé par
mon honorable collègue de la Société médico-pratique que de nou-
velles recherches à ce point de vue sont actuellement devenues indispensables. Espérons que cet appel sera entendu de tous , et que
des expériences bien conçues ne tarderont pas à faire connaître tout
ce qu'on peut attendre de ce nouveau signe de la mort , et surtout à
en généraliser l'usage si, comme tout porte à le croire, son inno-
cuité est aussi grande que ses données sont précises, infaillibles.

J'avais donc bien raison, d'après tout ceci , de dire que ce n'était
nullement la science qui était comptable des tragiques événements
qui trop souvent viennent encore apporter la terreur dans les es-
prits les plus résolus. Il faut bien s'en prendre à notre négligence à
tous , et surtout à la législation par trop imprévoyante à ce point de
vue qui nous régit.

Dans les grands centres de population on a confié à des médecins le soin de constater que la mort est bien réelle; il est à croire que ces honorables confrères s'occupent avec toute la conscience voulue de la mission humanitaire qui leur est confiée. Mais quel nombre restreint de personnes bénéficie de ce privilége? Dans nos campagnes par exemple, l'incurie à ce point de vue est portée à ses plus extrêmes limites. La vie d'un nombre réellement considérable d'individus s'éteint chaque année en dehors de toute intervention de l'homme de l'art. Que le décès soit ou non réel, on s'empresse de porter les gens en terre sans plus de soucis de rechercher la cause non plus que la réalité de la mort, et en abrégeant même le plus souvent le court délai fixé par la loi pour peu que l'on soit menacé de conserver encore une nuit parmi les vivants les restes du trépassé.

Et l'on frissonne pourtant à l'idée que tant de personnes ont dû descendre encore vivantes dans les entrailles de la terre! Que serait-ce donc s'il était donné de nombrer bien exactement le chiffre de ces tristes victimes de notre fatale indifférence, à tous tant que nous sommes?...

Une sage législation pourtant pourrait aisément nous mettre tous à l'abri de fournir notre triste contingent à la statistique des morts-vivants. Je suis peu partisan des maisons mortuaires, qui, en pareil cas, n'offrent guère qu'un avantage : celui de laisser les gens s'éteindre tout doucement en socié'é et à la douce lumière du jour. Le simple bon sens n'indique-t-il pas, en effet, que les soins les plus assidus, les plus intelligents sont indispensables pour rappeler à la vie ces cadavres vivants? Or, comment les leur accorder, ces soins éclairés, si l'on ne soupçonne aucunement que l'esprit vital n'a pas encore abandonné sans retour leur froide enveloppe?

Il est une mesure beaucoup plus simple et plus sûre à prendre. Un règlement de police devrait tout bonnement veiller à ce qu'aucune inhumation n'ait lien sans qu'un médecin se soit, au préalable, assuré que le décès est bien réel. Dans les villes, ce soin serait confié aux médecins des bureaux de bienfaisance; dans les campagnes, il serait dévolu aux médecins cantonnaux. Pour ce qui est des frais de cette dernière visite, il serait très facile de les rendre obligatoires aux familles aisées. Dans les classes nécessiteuses, et alors surtout que cette constatation comporte un certain déplacement, la charge pourrait incomber aux frais de la paroisse, dût le médecin consentir à réduire le chiffre de ses honoraires; ce à quoi ne se refusera jamais, en vue d'accomplir quelque acte humanitaire que ce soit, aucun des membres d'un corps de tout temps accoutumé à se dévouer pour ses semblables. Dr HAMON.

Fresnay-sur-Sarthe, 16 novembre 1862.

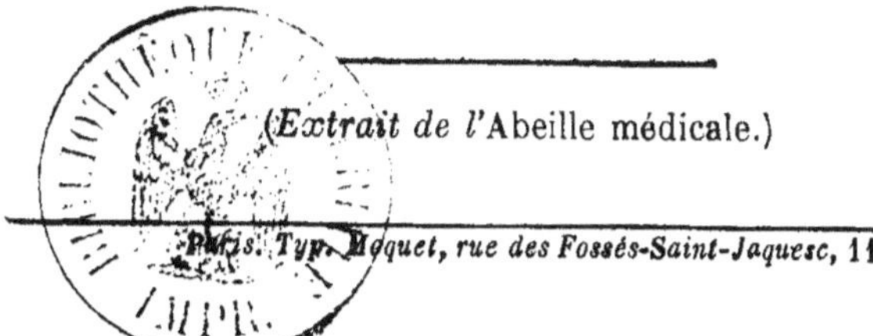

(*Extrait* de l'Abeille médicale.)

Paris. Typ. Moquet, rue des Fossés-Saint-Jaques, 11.